AF474976

AUTRE CRANE

AUTRE RACE

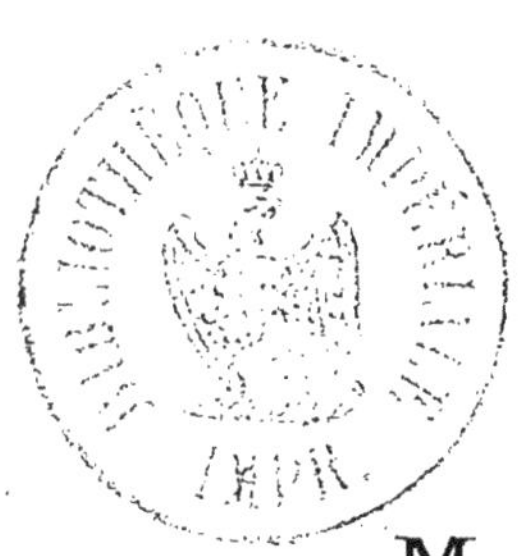

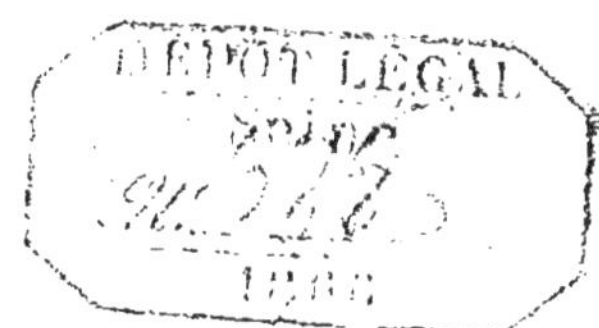

PAR

M. BONTÉ

PARIS

E. DE SOYE, IMPRIMEUR

2, PLACE DU PANTHÉON

1866

AUTRE CRANE, AUTRE RACE

I

État de la question

Il n'y a que quelques années encore, des sceptiques se refusaient à croire que chaque race humaine eût sa forme de crâne propre assez déterminée pour qu'il fût possible d'en faire un caractère spécifique. A les entendre, le crâne humain présentait des formes trop vagues, trop banales, pour qu'il fût possible de rien conclure; dans la même famille, disaient-ils, entre frères, on trouve des formes crâniennes différentes.

Il en est même qui ont été jusqu'à prétendre que, de même que le membre exercé est beaucoup plus étendu que celui qui l'est le moins, de même l'étude peut développer le crâne de l'homme qui s'y livre habituellement, *au point de ne plus permettre une appréciation exacte de la race*; que tous les hommes de la même race, n'ayant pas d'ailleurs les mêmes instincts, les mêmes passions, ces circonstances ont amené dans la répartition des bosses du crâne des différences *telles que le caractère de race n'existe plus.*

Des études plus sérieuses ont fait justice de toutes ces arguties, et aujourd'hui la question se pose différemment : Une race pure, se demande-t-on, peut-elle posséder tout à la fois la forme dolichocéphale et la forme brachycéphale? En d'autres termes, le crâne multiforme ne se rencontre-t-il que dans les races mélangées?

Le 22 janvier 1863 une grande discussion s'éleve dans le sein de la Société d'anthropologie à propos des crânes basques de Z***. Ces crânes présentaient tout à la fois la forme dolichocéphale, la forme brachycéphale et une forme intermédiaire. M. Broca ne les en considérait pas moins comme de race basque, et il dit à cette occasion :

« Je passe au second argument de M. Pruner-bey, à « savoir : que l'existence de têtes brachycéphales et de « têtes dolichocéphales dans la population basque prouve « la multiplicité des origines de cette population. Cette « conclusion serait rigoureuse s'il était démontré que la « brachycéphalie et la dolichocéphalie fussent des carac- « tères assez absolus pour servir de base rigoureuse à la « classification des races. Retzius le croyait; il se servit « même de ces caractères pour diviser les races par voie « dichotomique, mais le principe émis par le savant an- « thropologiste de Stockholm perd chaque jour du terrain. « Pour ma part, je suis de ceux qui considèrent les mots « dolichocéphalie et brachycéphalie comme des expres- « sions fort utiles à employer dans les descriptions; mais « elles n'ont qu'une valeur relative. Retzius lui-même n'a « jamais pu indiquer nettement la ligne de démarcation de « la dolichocéphalie et de la brachycéphalie. » (*Bulletin* 1863, p. 43).

Comme on le voit, M. Broca admettait que plusieurs

formes pouvaient se rencontrer dans la même race et M. Pruner-bey, au contraire, *se retranchant sur la diversité de formes*, était d'avis que les crânes basques en question n'étaient pas de race pure. Selon lui, le crâne basque pur est exclusivement brachycéphale.

Depuis cette époque, chaque fois qu'il a été question de crânes basques, chacun a persévéré dans sa manière de voir avec une rare insistance.

Au *Bulletin* 1861, p. 506, M. Broca trouve encore que le caractère indiqué par Retzius, quoiqu'excellent comme caractère distinctif et descriptif, ne doit pas être appliqué par voie dichotomique à la classification des races.

Au *Bulletin* 1862, p. 418, M. Pruner-bey s'élève de toutes ses forces contre l'unité de la race américaine, en lui opposant de la manière la plus formelle la diversité des formes du crâne.

En 1864, M. Pruner-bey attribue à la race arienne *trois formes* de crâne : la forme dolichocéphale, la forme brachycéphale et la forme orthocéphale.

Je réponds que *trois formes* de crâne prouvent *trois races différentes* et que l'on n'a ainsi trouvé dans la race dite arienne *trois formes* que parce qu'on y a groupé toutes les races parlant le sanscrit ou ses dérivés ; que l'on a obéi à la *linguistique* et non à *la morphologie*. (*Bulletin* 1864, p. 556).

M. Pruner-bey répond à son tour :

« En somme, suivant les idées de M. Bonté, formes diverses de crânes, autre origine ; couleur différente de cheveux , autre origine ; tailles diverses , autre origine , etc... Voyons, par un exemple sous main, où doivent aboutir de toute nécessité de pareilles suppositions. Permettez-moi, Messieurs, de les appliquer à nous-mêmes pour un moment : *Pas un de nous ne ressemble à l'autre dans le sens de M. Bonté, par conséquent*

« *nous représentons une trentaine* de races sinon d'*espèces*, « qui sait? » (*Bulletin* 1864, p. 676).

Plaisanter est souvent un moyen d'avoir raison, surtout près des gens peu sérieux. Cette parodie passa, aucune discussion ne s'éleva, et la partie présente de la Société d'anthropologie ne s'aperçut même pas le moins du monde que M. Pruner-bey reniait là tout ce qu'il avait dit, et qu'il y avait sous cette exagération de mauvaise foi une question de principe, une question fondamentale dont il importait d'avoir la solution!

Aux *Mémoires* 1865, p. 425, M. Pruner-bey dit encore :

« A ces faits se rattache enfin la question principale. « S'il y a réellement une sorte de parallélisme dans la « forme du crâne cérébral entre les races les plus distinctes « sous d'autres rapports, d'une part, et si, de l'autre, la « famille arienne comprend dans ses cadres jusqu'à un « certain point toutes ces formes diverses, peut-on et doit- « on accepter le mesurage du crâne comme moyen définitif « pour en dériver des caractères différentiels de race? Non, « en apparence, mais oui, au fond, car les moyennes nous « apprennent précisément deux choses. Il existe d'abord « toute une échelle de gradation différentielle entre les « races dolichocéphales et les races brachycéphales. Il y a « loin à cet égard de l'Eskimau ou de l'Australien au Chi- « nois. En second lieu, les Aryas, en tant qu'ils sont doli- « chocéphales, s'éloignent sensiblement de l'extrême « limite : qu'on compare à ce sujet le Celte avec le Nègre ! » D'autre part, les brachycéphales ariens n'atteignent « pas non plus les chiffres des Burates (1000, 872, 721, « en moyenne, suivant M. de Baër), et moins encore ceux « des Américains en les prenant par individus. »

Si je comprends bien ceci : *autre crâne*, *autre race* serait un principe vrai, seulement les différences ne résideraient *que dans la diversité des degrés* de brachycéphalie ou de dolichocéphalie, et non dans le fait de la brachycéphalie ou de la dolichocéphalie *en lui-même*.

Le 19 janvier 1865, je reprends le principe *autre crâne, autre race*, aucune discussion ne s'engage.

En octobre 1865, un membre de la même Société fait à M. Broca l'interpellation suivante :

« Je demanderai à M. Broca s'il pense que deux indivi-
« dus offrant des types aussi différents que le type doli-
« cho-céphale et le type brachycéphale qui font les deux
« extrêmes de son tableau, puissent appartenir à une seule
« et même race ? »

M. Broca hésite d'abord à répondre, car si M. Broca a beaucoup parlé *dolichocéphalie* et *brachycéphalie*, s'il est même l'inventeur du mot *mésaticéphale*, qui doit faire sa gloire et le bonheur de la science (1), M. Broca, dans son trop rapide essor vers le cinquième ciel anthropologique, n'a pas encore songé à se rendre un compte sérieux de la véritable valeur de ces mots : C'est le cheveu de la sainte Vierge qu'un personnage fort grave montrait à tout venant depuis vingt-cinq ans,.... sans avoir jamais pu le voir lui-même !

Mais reprenant bientôt son aplomb méridional et réfléchissant qu'un homme qui se pose en prince de l'anthropologie ne peut rester à court, à peine de flétrir ses lauriers, M. Broca répond, sans songer le moins du monde aux malheureux crânes basques :

« Je ne puis faire à M. S*** une réponse catégorique, je
« me bornerai à dire que je crois que dans toute race il y

(1) Grâce au génie producteur de ces Messieurs, l'anthropologie a le bonheur de posséder les mots *mésati-céphale*, *ortho-céphale*, *acro-céphale*. La Société d'anthropologie aime avant tout la création de mots ronflants, c'est pour elle l'indice le plus certain de beaucoup de science :

« Que pour l'amour du grec, monsieur, on vous embrasse. »

« a une limite d'oscillation autour de la forme pure : *ainsi,* « *entre ce minimum de* 72 *et ce maximum de* 89, *les termes* « *intermédiaires me paraissent indiquer un mélange, une* « *fusion pendant un certain nombre d'années.* (*Bulletin* « 1865, p. 515). »

Malgré la précaution oratoire dont s'entoure M. Broca qui ne veut pas donner une réponse *catégorique*, il est évident qu'il dit aussi nettement que possible qu'une race pure ne peut tout à la fois posséder les deux termes extrêmes, la brachycéphalie et la dolichocephalie. Chacun le comprend ainsi, même le membre qui avait interpellé M. Broca, car ce membre reprend immédiatement :

« *C'est aussi mon avis :* je pense que le type crânien est « le caractère essentiel des races, et c'est par cela même « que je ne crois pas beaucoup à l'utilité des subdivisions « trop nombreuses, elles ne peuvent que distinguer des « nuances. *Deux types*, dont la limite est toujours fort « difficile à saisir, *aussi tranchés que le type dolichocé-* « *phale et le type brachycéphale, n'appartiennent pas à la* « *même race, cela ne me paraît pas contestable*, mais les « nuances intermédiaires ne peuvent que produire une « certaine confusion. » (*Bulletin* 1865, *p.* 515).

M. Broca se récrie-t-il contre cette interprétation de ses paroles ? nullement. Pas une voix même pour rappeler la contradiction dans laquelle il tombe par rapport aux fameux crânes basques !

Peut-être prévoit-on que M. Broca répondra comme Sganarelle.

« Nous avons changé tout cela. »

Peut-être aussi ce qu'il a dit à propos des crânes basques était-il oublié depuis longtemps. C'est fort à craindre : on lit peu, on retient encore moins..., même les chefs-d'œuvre de M. Broca.

M. Pruner-bey, ordinairement si paradoxal, n'ose même

exhumer ce qu'il a aventuré sur ce sujet à propos des discussions ariennes, et, loin de là, virant de bord avec une prestesse qui prouve combien il compte sur le peu de mémoire de ses lecteurs, il dit :

« Dans les questions de ce genre, il faut d'abord rechercher si la race est pure, ou si elle a subi des mélanges. « On a constaté sur certains crânes le mélange des Belges « avec les Allemands. Il n'y aurait rien d'étonnant qu'il « se fût passé quelque chose de semblable au sujet des « crânes mesurés par M. Broca (1). » (*Bulletin* 1865, *p.* 514).

M. Pruner-bey et M. Broca, pour en venir là, avaient-ils donc fait de nouvelles études ? Pas le moins du monde : c'est aux crânes de Saint-Arnould, aux crânes les moins décisifs, que la science doit le bonheur de voir ces messieurs désavouer leurs écrits. Quoi qu'il en soit, la question en resta là, comme toujours, et son examen fut renvoyé aux calendes grecques, que M. Simonot appelle fort adroitement le *tribunal de l'avenir*.

Tel est aujourd'hui l'état de la question.

II

Examen

Si une chose doit vraiment surprendre, c'est qu'en 1866, alors que des études anthropologiques sont organi-

(1) Crânes de Saint-Arnould précités.

sées *depuis sept ans*, alors que l'on trouve dans le muséum de Paris une immense collection de crânes de toutes les races humaines, alors que de nombreuses collections particulières existent, on en soit encore à se demander si le principe *autre crâne*, *autre race* est ou non un principe vrai, et à donner le ridicule spectacle de tergiversations de ce genre.

S'il s'agissait d'un principe dont l'application fût rare, je concevrais cette heureuse somnolence : il est naturel de pourvoir au plus pressé ; mais il n'en est pas ainsi, le principe en question est d'une application *de tous les jours*, l'anthropologie n'en a pas de plus *usuel* ni de plus *fondamental* : tous les jours on classe les races humaines par les caractères de brachycéphalie et de dolichocéphalie ; or, comment oser classer sans une base sûre ? nos Hercules n'y regardent pas de si près. Ils écrivent, ils observeront après !

Laissons de côté ces vaines plaintes et examinons.

I. Pour résoudre cette question, il n'est nullement nécessaire d'être si fort anatomiste. Si le charlatanisme cherche à faire de l'étude du crâne au point de vue de la distinction des races, *une grosse science*, il n'en est pas moins clair pour tout homme qui ne vise qu'au vrai, que tout se réduit ici à une simple comparaison : tel crâne, dans sa forme générale, est-il ou non pareil à tel autre ? les différences sont-elles ou non individuelles ? les races qui les ont portés ont-elles ou non entre elles, à d'autres égards, des rapports bien éloignés ? Voilà les seuls points qui soient à examiner ici, et une quantité suffisante de crânes étant donnée, on peut arriver à une solution.

Un désir immodéré d'avoir raison dans quelques-unes des thèses où la question a été soulevée, la funeste manie de vouloir tout discuter *à bâtons rompus*, sur quelques crânes pris au hasard, parmi les races d'une pureté plus ou moins douteuse, le déplorable système suivi de tout expédier au galop, ont amené dans la question de véritables difficultés et ces contradictions choquantes qui ont rendu leurs auteurs vraiment si plaisants. La leçon est dure, mais les faits sont là.

II. Au milieu de ses tergiversations, M. Pruner-bey a prétendu, on l'a vu, que le principe, *autre crâne*, *autre race* est vrai en ce sens que les différences résident dans les divers degrés, soit de dolichocéphalie, soit de brachycéphalie, mais que ces caractères *en eux-mêmes*, *ne sont rien au regard l'un de l'autre.*

C'est dire, que les grandes différences ne sont rien et que les petites sont tout ! En vérité l'illogisme est par trop fort, et M. Pruner-bey est vraiment heureux de pouvoir compter à un tel point sur l'indulgence de ses auditeurs.

Si l'on veut se donner la peine de consulter les trois tableaux qu'il a élaborés avec tant de soins aux *Mémoires* 1865, p. 432, on verra que si M. Pruner-bey possède l'art d'accumuler les chiffres avec une rare bravoure, il ne possède en aucune façon celui d'en tirer une conclusion sérieuse.

Il ressort, en effet, nettement de ses tableaux que le rapport du diamètre longitudinal à la largeur est de 750, chez les Juifs et les Sakalaves, — de 756 chez les Polynésiens, les Malais et les Tasmaniens, — de 707 chez les Bochismans et les Australiens, — de 808 chez les Mexicains et les Indo-Chinois, — de 726 chez les nègres et les Australiens, — de 780 chez les Papous à nez aquilin, chez les Grecs modernes et chez les femmes chinoises, — de 766 chez les femmes Tasmaniennes, les Italiens modernes et les Scandinaves, — de 770 chez les Juives et les anciens Romains, — de 755 chez les Turcs dolichocéphales et les mulâtres, — de 754 chez les femmes arabes et chez les femmes scandinaves, — de 797 chez les Tagals, les Belges et les Hollandais, — de 743 chez les femmes araucaniennes et les métisses chinoises, — de 847 chez les Puelches et les Lapons.

Voilà ce qui ressort de ses tableaux pour quiconque veut ouvrir les yeux. Or, que M. Pruner-bey nous prouve l'identité de race du Juif et du Sakalave, du Puelche et du Lapon, du Tagal et du Belge, du Suisse, du Romain, de l'Arabe et du Scandinave, etc., et à l'instant je m'incline. Dans sa foi dans la naïveté de ses lecteurs, il est homme à l'entreprendre! Attendons.

III. Le principe *autre crâne, autre race*, repose heureusement sur des faits plus sérieux et sur l'opinion de *véritables autorités*.

Blumenbach est le premier qui ait classé en grande partie sur les formes du crâne, mais Blumenbach ne paraît pas avoir tranché la question qui nous occupe ici.

Retzius a été infiniment plus positif. Selon lui, « on « peut admettre que toute race, toute peuplade possède « une certaine individualité physique dont la constitution « du cerveau doit porter l'empreinte. » (p. 3).

Retzius reconnaît deux formes de crânes : la courte, ou *brachycéphale*, la longue ou *dolichocéphale* (p. 5). Il établit très-nettement les différences qui caractérisent les deux formes *indépendamment de la longueur* (p. 6) et il considère ces deux conformations différentes comme des caractères *distincts et fondamentaux* (p. 10).

Retzius pense que la dolichocéphalie et la brachycéphalie permettent de grouper toutes les formes du visage en deux grandes sections les *orthognathes* et les *prognathes* (p. 10).

Il est impossible jusqu'ici de contester les bases de Retzius.

Serait-il possible, en effet, que les os du nez un peu plus ou un peu moins proéminents, que des os zygomatiques un peu plus ou un peu moins larges entraînassent des caractères de race, quand la dolichocéphalie et la brachycéphalie qui affectent d'une manière aussi *antipodale* la forme *entière* du crâne, ne seraient rien ? Ce serait, on en conviendra, s'arrêter aux bien petites choses et négliger les bien grandes !

Serait-il possible aussi de récuser l'orthognatisme et le prognathisme qui jouent dans la face un rôle si important ?

Non, évidemment, aussi jusque là la doctrine de Retzius n'est-elle ni contestable, ni contestée.

Mais Retzius, passant à l'application des principes fort vrais qu'il avait trouvés, ne l'a pas faite d'une manière heureuse : il classe dans la même famille tous les hommes dolichocéphales-prognathes, dans une autre tous les dolichocéphales-orthognathes, dans une troisième tous les brachycéphales-prognathes, et dans une quatrième tous les brachycéphales-orthognathes. — De sorte qu'il se trouve ainsi conduit à comprendre dans le même groupe humain, le Lapon, le Slave, le Basque ; dans un autre groupe, le Samoïède, l'Afghan, le Persan, le Burate; dans un troisième, le Kalmouk et le Malais ; dans un dernier, le Nègre et le Français, etc...

La science ne pouvait admettre de pareilles classifications : Retzius eût le tort de considérer la brachycéphalie et la dolichocéphalie comme des caractères *absolus* ; c'est en ce sens seul que l'on a le droit de le critiquer.

Mais si Retzius a eu le tort d'appliquer son principe d'une manière *trop absolue*, cela ne veut pas dire que le principe en lui-même soit faux, ce serait une grave erreur de le croire.

IV. Si toutes les races dolichocéphales ne sont pas *par cela seul* de la même famille, non plus que toutes les races brachycéphales, et il faut le reconnaître, *il n'en est pas moins certain que les races brachycéphales ne peuvent être de la même famille que les races dolichocéphales.* Il existe entre les deux formes des différences *autres que celles de la longueur.* Je n'ai pas à les préciser ici, Retzius l'a fait avec une grande exactitude et le simple aspect synthétique des deux formes de crâne le prouve sans réplique à quiconque veut se donner la peine d'ouvrir les yeux.

V. Si nous nous en référons aux races pures, nous voyons les brachycéphales différer *par leurs autres caractères physiques* des races dolichocéphales *tout autant que par les caractères crâniens.* Il ne s'agit pour s'en convaincre que de comparer entre elles les races que nous allons citer. Cette double circonstance autorise incontestablement à dire : *autre crâne, autre race.*

VI. Quoique le revirement de MM. Broca et Pruner, soit on ne peut plus favorable à la thèse que j'ai toujours soutenue, je n'en dirai pas moins que c'est un faux pas de prendre pour base de solution, soit les crânes de Saint-Arnould, soit les crânes de Bellovaques, dont il a été parlé à ce propos, ces crânes étant évidemment de races mélangées.

Pour décider la question, il est indispensable de se fixer sur des crânes de race *pure*, et il faut considérer comme races *pures* celles qui portent *constamment dans leur ensemble* (1) *un type unique qui leur soit propre.*

Par surcroît de précaution, et pour ne pas se décider *par les faits précisément en question*, on doit même choisir

(1) C'est-à-dire dans leurs caractères crâniens comme dans les autres.

de préférence les races que les ethnographes n'ont jusqu'ici jamais réputées produites par un mélange quelconque,

On se trouve ainsi conduit à considérer comme telles, le Kalmouk, type du Mongol, le Nègre, l'Esquimau, le Lapon, le Bochisman, le Roman ou Réthien.

VII. Toute race pure, est *ou* dolichocéphale, *ou* brachycéphale, jamais l'un *et* l'autre.

Ainsi la race nègre pure n'offre qu'une seule forme, la forme dolichocéphale : pas de nègre brachycéphale.

Ainsi la race mongolique pure, dont le Kalmouk est le type, n'offre qu'une seule forme aussi, la forme brachycéphale : pas de Mongol pur dolichocéphale.

Ainsi le Bochisman, l'Esquimau ne sont que dolichocéphales.

Ainsi le Lapon n'est que brachycéphale, comme le Roman.

On pourrait même, d'après M. Pruner-bey, *Mémoires* 1865, p. 423, y ajouter la race turque, qui, d'après lui, est toujours brachycéphale, à moins qu'elle n'ait subi des mélanges (1).

Et toujours d'après lui, la race basque qui, à l'état pur, ne serait jamais que brachycéphale (1).

VIII. Tandis que l'unité de formes se rencontre *invariablement* dans les races pures, les races que, d'après l'histoire et leurs autres caractères physiques, les ethnographes ont toujours considérées comme mélangées, présentent au contraire *sans exception plusieurs formes crâniennes*. Ceci s'explique du reste : rarement une race mélangée présente assez d'homogénéité pour qu'elle soit réduite *à un type unique* (2); que l'on observe *toutes les races* dont le carac-

(1) Je fais ces citations avec réserve.

(2) Je n'en connais pas.

tère mélangé est le plus avéré, et, sans aller plus loin, la race française, on verra qu'il en est *toujours* ainsi.

IX. Dans l'intérêt du système contraire, on a opposé comme étant de sang *pur* certaines races dont le crâne présente cependant plusieurs formes. — Écoutons :

« La dolichocéphalie et la brachycéphalie, dit-on, sont « incontestablement l'apanage de plusieurs grands groupes « humains *où rien ne nous autorise à attribuer ce phéno-* « *mène au croisement*, car si, d'une part, chez les Turcs « nous pouvons aisément nous rendre compte de l'impor- « tation du dehors du crâne brachycéphale, il n'en est rien « relativement à d'autres races. Et en effet, bien que les « Malais, et surtout les Javanais, soient en général brachycé- « phales, il existe des tribus entières de la Malaisie qui sont « dolichocéphales, comme par exemple, les Dayaks, leurs « colons à Nias, les Bougis, etc... D'autre part, si les Po- « lynésiens sont pour la plupart dolichocéphales, il en est « parmi eux, non seulement aux îles Marquises, mais éga- « lement à Tonga-Tabou et à Taïti de brachycéphales qui « pour tout le reste, ressemblent à leurs compatriotes. De « même, *le grand groupe mongol* des naturalistes, ou « Tourânien des linguistes, renferme aussi des crânes « dolichocéphales et brachycéphales, car relativement à « son type physique tout entier, il me paraît impossible « de séparer le Chinois des Kalmouks, des Burates, etc... « *tout simplement parce qu'il est dolichocéphale* par rapport « à ces derniers, et moins encore les Indo-Chinois par la « même cause. De plus les Tongouses sont en majorité « dolichocéphales et les Vogouls le sont éminemment; sup- « posé même pour un moment que les Tongouses à crâne « allongé soient des métis chinois, d'où les Vogouls au- « raient-ils pris la dolichocéphalie, environnés qu'ils sont, « de tous côtés, par des peuples brachycéphales? Mais plus « que toute autre contrée, le continent américain nous

« donne une grave leçon relativement aux formes crâ-
« niennes ; extrême dolichocéphalie chez l'Esquimau,
« extrême brachycéphalie aux Pampas, au Bogota, etc....
« et à côté, toutes les formes intermédiaires. Enfin, les
« Aryas nous présentent en majorité des crânes dolichocé-
« phales, mais décidément aussi des crânes très-brachy-
« céphales chez les Slaves et les Allemands ; faits auxquels
« je reviendrai plus loin (M. Pruner-bey, *Mémoires* 1865,
« p. 423.) »

On pourrait se contenter d'opposer à ce passage de M. Pruner-bey, ce qu'il a dit à l'égard des crânes basques ou depuis, mais M. Pruner-bey n'aime pas qu'on le mette trop souvent en opposition avec lui-même.

En vérité, il est bien à court d'arguments pour choisir de pareilles preuves. Il faudrait un volume pour établir l'histoire ethnographique détaillée de toutes les races qu'il cite, on ne peut l'entreprendre ici. Cependant afin de prouver que je ne procède pas, moi, par *hoc volo sic jubeo*, je vais faire à l'égard de ces races, ce que M. Pruner-bey s'est bien gardé de faire, je vais rappeler les opinions qui se sont produites sur leur classification.

Malais, Javanais, Dayaks, Niasais, Bougis. — Sans doute deux formes de crânes se rencontrent dans ces races, mais la raison en est toute simple : les Malais, dont toutes les autres dérivent, sont considérés par beaucoup d'ethnographes de grande valeur comme une race essentiellement mélangée. Qu'on lise de Rienzi, t. Ier, p. 128 ; de Gobineau, t. Ier, p. 356-371; Zimmermann, p, 234; Duperré, t. Ier, p. 36 ; Ency. v° Asie, p. 513, Malais, p. 138, etc... Race issue de mélanges, la race malaise s'est recroisée avec toutes les races avec lesquelles elle s'est trouvée en contact : Madagascar, Malacca, et vingt autres lieux en sont la preuve.

Polynésiens. Il faut en dire autant de la race polynésienne. Que ceux qui l'opposent comme race pure veuillent bien lire l'*Unité de l'espèce humaine* de M. de Quatrefage, p. 339, note; M. de Gobineau, p. 248 à 252 et tous ceux qui s'en sont occupés. Beaucoup même la réputent identique avec la race malaise. On l'a dit avec vérité, la variété de type dans la Polynésie est si grande, qu'il serait impossible d'indiquer un type général certain. On a reconnu aussi que les Polynésiens de la partie occidentale de la Polynésie sont plus Malais que ceux de la partie orientale. Il ne faut que voir une carte pour expliquer ce fait. Du reste, le Muséum possède une fort belle collection d'hommes de la Polynésie, moulés *sur vivants*, que l'on compare les types. Je possède dans mon album une quantité fort respectable de types polynésiens, qu'on les compare ! La race polynésienne est *une* comme la race arienne et *une*, comme la race américaine est *une*, et nous allons voir bientôt comment.

Mongols. Le grand groupe des Mongols, comme dit M. Pruner-bey, est multiforme, et cela doit être, c'est l'histoire *de tous les groupes*. Qu'est-ce, en effet, qu'un *groupe* ethnographique? C'est une réunion de races que les ethnographes, les linguistes presque toujours, ont jetées pêle mêle dans une même case, en prenant pour base, soit de simples similitudes de langage comme pour les Ariens, etc., soit quelques caractères physiques plus ou moins dissemblables. C'est ainsi que l'on a porté dans le grand groupe mongol les Eskimaux, les Américains, tels que nous les voyons aujourd'hui, etc...; mais qui oserait soutenir aujourd'hui que ces peuples sont Kalmouks? ce ne sont pas à coup sûr ceux qui les ont vus, ou qui ont vu leurs photographies prises sur vivants. Ceux qui ont ainsi classé ces peuples les ont considérés comme *plus mongols qu'autre chose, et voilà tout*. Tant pis pour l'anthropologiste qui ne sera pas assez clairvoyant pour le voir. Il ne faut que lire Klaproth pour voir du reste quel affreux abus on a fait du mot *mongol!* mais si sortant de cette funeste habitude de prendre tout sur *l'étiquette du sac*, nous étudions ces races *une à une*, tout vient prouver que ces grands amalgames que l'on appelle *groupements* ne sont que déplorables et qu'autant *le groupement* offre de diversité dans la forme crânienne, autant *chaque race* pure a sa forme propre. C'est précisément ce qui arrive dans le *groupe* mongol dont le Kalmouk est le type. — Si nous appliquons ceci aux races que l'on a citées dans ce groupe, nous voyons que les Chinois, les Indo-Chinois, les Siamois, etc. ne sont pas Mongols. Je le prétends, non pas *tout simplement parce qu'ils sont dolicho-céphales*, mais encore *parce qu'ils diffèrent du Kalmouk par d'autres caractères.* — Tout le monde sait que chez le Chinois la coloration est moins jaune. Le prognathisme est moins considérable, l'œil est bien moins souvent oblique, le nez est bien plus proéminent, les os zygomatiques bien moins larges, la taille plus haute, les dispositions à l'embonpoint bien plus grandes ici que chez le Kalmouk. Toutes ces différences sont attribuées à des infiltrations de sang blanc dont les annales de la Chine constatent quelques-unes. Aussi les écrivains qui ont le mieux apprécié la race chinoise, la regardent-ils comme une race essentiellement mélangée et il en est même qui en ont fait une race à part sous le nom de *race sinique*. De ce nombre il faut citer Prichard, Bory de Saint-Vincent, M. d'Homalius d'Alloy, Klaproth, de Gobineau, etc....

Il faut en dire autant des Indo-Chinois. Chacun sait que l'on trouve en Indo-Chine trois ou quatre types fort distincts (Blanchard, partie authrop. du voy. de Dumont Durville, p. 223, 224). On y trouve le type chinois, le type mongol et le type malais. Les ethnographes sont d'accord pour voir en eux un peuple mélangé; seulement on n'est pas d'accord sur les éléments qui ont concouru à ce mélange. Les uns pensent que c'est l'élément chinois et l'élément malais (Blanchard, p. 223, 224.) D'autres que c'est l'élément australien et l'élément chinois (Alfred Maury, p. 330) Hollard, *De l'homme et des races humaines*, p. 162, tout en rangeant les Indo-Chinois, dans la race mongolique, dit que les peuples de la pénisule indo-chinoise fourmillent d'exceptions au type mongol qui y règne et que tous les traits de ce type se rencontrent *assez rarement* chez le même individu. Ce que justifient pleinement les photographies d'Indo-Chinois prises sur vivants que je possède dans mon album.

Tongouses. Les Tongouses peuvent fort bien, par la même raison, réunir les deux formes. D'ailleurs les Tongouses, historiquement, n'ont jamais été Mongols, comme M. Pruner-bey trouve bon de le dire. Les Tongouses étaient *Tongouses*, c'est-à-dire qu'ils formaient originairement une race *à part*, et il ne faut, pour bien s'en convaincre, que lire Klaproth, rapport sur un ouvrage du père Bitchourenski, p. 3, note, et tableau historique *de l'Asie*; Tchiatcheff, voyage dans l'Altaï Oriental, p. 41, 42. Alfred Maury, p. 369. Bulletin de la Société de Geographie, t. 1, 17, 1859. Prichard.) Les Tongouses se sont ensuite mélangés avec les Niut-ché ou Yut-ché, et ceci explique le caractère blond qui se rencontre souvent parmi eux selon Barrow, *Voyage en Chine*. Aussi le judicieux Pallas, qui les a vus dans leur pays, les regarde-t-il comme mélangés de sang mongol (voyage de 1768, 1769, 1, 12, p. 80.) Et d'ailleurs M. Pruner-bey lui même au Bulletin 1865, p. 85, ne vient-il pas donner la preuve que la race tongouse a subi des mélanges?

Vogouls. Nous admettons tout ce que l'on voudra quant au crâne vogoul, toujours par la raison que les Vogouls sont une race mélangée. — Aucun auteur, que l'on sache, ne les répute Mongols. Klaproth, *Tabl. hist. de l'Asie*, p. 247, 263, carte 2 : Prichard, t. Ier, p. 279-283 ; Malte-brun, t. III, p. 360 ; Hollard, p. 150 ; Pallas, t. V, p. 30 ; Vivien de Saint-Martin, t. XVI, p. 259 et suiv., les ont rangés dans la race finno-ouralienne ou orientale ; et Humboldt, *Asie centrale*, t. II, p. 252, les regarde comme de race finnoise non germanisée. Que l'on vienne donc dire que ce sont des Mongols et des hommes de race pure !

M. Pruner-bey se demande fort gravement où les Vogouls auraient pris cette dolichocéphalie, eux qui sont environnés de toutes parts de peuples brachycéphales. Un semblable question est vraiment étonnante. M. Pruner-bey ignore-t-il donc que les Vogouls étaient naguère un peuple nomade, s'ils ne le sont encore ? Si nous les voyons aujourd'hui au milieu de races brachycéphales, ce qui n'est pas certain, c'est qu'après maintes et maintes excursions, ils sont venus s'y implanter.

Américains. — Il est certain que l'on trouve en Amérique beaucoup de formes crâniennes, mais il est certain aussi que s'il a existé *in principio,* en Amérique, un fond commun de même race, des hommes de toutes les races du monde sont venus se superposer çà et là sur ce fond commun, et que personne aujourd'hui ne considère les Américains que comme une race *homogène* et comme des Mongols purs ; *ils sont plus Mongols qu'autre chose*, et voilà toute la concession que l'on puisse faire. — Il existe aujourd'hui en Amérique une véritable bigarrure de races. M. Pruner-bey oublie que c'est lui-même qui l'a dit au Bulletin 1862, p. 420 et suiv. ! Et quand, pour le besoin de sa thèse, il vient aujourd'hui confondre les Eskimaux et les Américains, on ne peut vraiment que le plaindre.

Aryens. — Les linguistes comprennent, on le sait, dans le groupe aryen, les Celtes, les Allemands, les Slaves, les

Grecs, les Romains, les Scandinaves, les Frisons, les Flamands, les Hollandais, les Persans, les Hindous, les Français et généralement toutes les races qui parlent des dérivés du sanscrit. — Je ne veux pas revenir ici sur la question arienne, elle a été débattue ailleurs, et le groupement arien, soit dit en passant, n'y a pas trouvé beaucoup de croyants..... Je n'en parlerai ici que dans la limite de la discussion actuelle, et pour prouver que si l'on veut doter cette race *de trois formes* de crâne, c'est qu'on y comprend des éléments étrangers.

Les arianistes eux-mêmes conviennent de ces mélanges énormes. Constatons leurs aveux :

Je lis au Bulletin 1864, p. 234 :

« Il résulte de ce qui précède que, sauf une partie de « l'Iran, (ce qui, à mon avis, est une des preuves les plus « éloquentes du berceau de notre famille); l'Arien s'est « trouvé, *partout où il a pris domicile, en contact avec des* « *habitants du sol plus anciens que lui.* Ceci est aussi vrai « pour l'*Inde* que pour la *Grèce* et l'*Italie*, ; aussi certain « pour les *Gaules* et les *Iles Britanniques* que pour la *Pé-* « *ninsule Ibérienne.* Et, en effet, tout en se considérant « comme autochthones, les Grecs-Italiotes mentionnent « maintes et maintes fois dans leurs écrits des peuples « barbares qu'ils considèrent comme les premiers occu- « pants du sol, et il en est ainsi des Hindous. Inutile d'in- « sister sur des différences ethniques primordiales dans « l'extrême occident de l'Europe..... En *France*, *nous* « *avons sous les yeux la preuve de la différence ethnique* « *entre les couches successives de la population.* »

Au même Bulletin, p. 669 :

« La cohabitation et le mélange des Celtes avec d'autres « peuplades sont déjà connus par l'antiquité qui nous cite « les Keltibères, les Kelto-ligures, les Gallo-grecs, les

« Kelto-scythes, et j'y ajouterai les Kelto-romains, les « Kelto-germains. »

Puis, p. 104 :

« Chez une population comme celle de la France, *où « pourtant les éléments allophylétiques jouent en tous cas « un rôle bien secondaire,* le mélange se dénonce *à chaque « pas par la diversité des formes crâniennes,* des traits du « visage, de la taille, de la complexion, etc.... »

Au Bulletin 1861, p. 649.

« *La plupart des Celtes* descendent de la race antoch- « thone *toute différente des autres.* »

Puis enfin au Bulletin 1864, p. 132 :

« Quand, au contraire, on regarde à de grandes dis- « tances des idiomes dénonçant une parenté irréfutable, « comme chez les peuples qui, comme l'*Hindou et le Celte « diffèrent, par leur extérieur à bien des égards,* nous ne « pouvons guère nous refuser à considérer ces nations « comme appartenant à une même souche. — Reste à exa- « miner les causes qui ont pu amener les divergences du « type physique. »

Ainsi, voilà une race préceltique *qui joue un rôle bien secondaire*, et cependant on rencontre des métis *à chaque pas*, et cependant *la plupart des Celtes procèdent de cette race!*

Ainsi, les Hindous et les Celtes *diffèrent à bien des égards*: tout cela résulte de croisements divers, et tout cela est rangé dans le même groupe ! ! quelle logique... quel galimatias ! !

Quoi qu'il en soit, le mélange est constant et la diversité des formes crâniennes s'explique. Voilà tout ce qu'il nous faut.

Arrivons aux Slaves et aux Allemands méridionaux : M. Pruner-bey dit à leur égard :

« Il existe néanmoins dans la classification de M. Retzius

« un point qui, en tout cas, est susceptible de discussion :
« c'est la question d'origine; car il paraît que, suivant son
« auteur, les formes de la dolichocéphalie et de la bra-
« chy-céphalie devraient s'exclure dans la même race. Or,
« pour préciser plus nettement le point en litige, que le
« Slave, puisqu'il est évidemment brachycéphale, appar-
« tient à une souche diverse de l'arienne. Or, à mon point
« de vue, cette conclusion est sinon inadmissible du moins
« fort douteuse, *car on ne peut, relativement aux Alle-*
« *mands du Midi et aux Slaves, passer franchement sur le*
« *corps de la linguistique,* et même, toute concession d'un
« emprunt faite, ce qui serait difficile à concevoir, il ne
« resterait comme moyen d'explication que l'hypothèse
« d'un mélange, soit avec les brachycéphales préhisto-
« riques, soit avec les souches finnoises, etc... Mais
« comment alors comprendre que, sauf la brachy-céphalie,
« rien ne dénonce ce mélange, ni les traits et l'incarnat
« du visage, ni la couleur de la peau, ni la chevelure, ni
« la taille, etc. »

L'auteur ne veut pas ici *passer sur le corps de la linguistique*, voilà tout le secret de sa résistance; il n'y en a pas d'autres certainement. Il met ici bravement sous le pied tout ce qu'il a dit de contraire précédemment, sauf à y revenir demain quand sa thèse du jour sera close. Honneur à lui... C'est une manière de discuter comme une autre...

Il semble ne pas connaître le type slave. Honneur à lui encore ! Il est libre de le voir autrement que tout le monde. Nous dirons cependant qu'il est impossible qu'il soit sérieusement dans une erreur aussi complète sur ce point. Sans doute le Slave est brachycéphale, mais ce n'est pas tout : s'il ne diffère pas tant à coup sûr du surplus de la race blanche que le Mongol ou le nègre, et c'est évident, il est impossible de soutenir de bonne foi qu'il n'en diffère pas par ses autres caractères physiques. Le Slave qui porte son vrai type, a les pommettes élevées, la face large, courte, un peu plate, surtout vers la partie frontale, le nez relevé par le bout, peu proéminent dans sa partie supérieure; la dépression qui existe à sa jonction vers le front est profonde, l'œil est petit, les traits en général sont émoussés.

J'ai vu un grand nombre de Slaves ; j'en ai vu à Paris, en Grèce, sur les bords du lac de *Zurich* où les malheurs de l'oppression les ont refoulés ; je les ai reconnus partout au milieu de populations considérables, j'ai obtenu les photographies de plusieurs. Impossible de comparer un Cosaque à aucun peuple occidental.

Sans doute il est des Slaves qui diffèrent peu de nous, j'en connais même plusieurs, mais ces Slaves ne sont pas de race pure, et l'anthropologiste *qui a vu* ne s'y trompera jamais, malgré les efforts de M. Pruner-bey.

D'ailleurs on ne se défie pas assez des appréciations de M. Pruner-bey : ne l'avons-nous pas entendu dire au *Bulletin* 1864, p. 104 :

« Terminons cette revue générale par quelques observa-
« tions sommaires concernant l'Europe et spécialement la
« France. Et d'abord, depuis les villages de l'Alsace jus-
» qu'aux faubourgs de Paris, on remarque toute une traînée
« d'individus dénonçant, par leur extérieur, le passage
« non-seulement *des Cosaques, mais des véritables enfants*
« *des Huns, des Baskirs, des Kalmouks ;* on les reconnaît à
« leur figure ramassée, aplatie, à la saillie des pommettes,
« au petit nez retroussé, aux yeux petits, peu ouverts et
« placés à jour et quelle est leur teinte ? Est-elle jaune
« ou bistrée ? Non, elle est généralement blanche et ver-
« meille. »

Tranchons le mot : Quand un écrivain doute assez de l'intelligence de ses auditeurs pour oser de pareilles plaisanteries, la société qui l'écoute sans protestation n'est ni française, ni savante. Suivons notre raisonnement.

On peut en résumé se livrer sur les Slaves aux trois hypothèses que voici :

1° Les Slaves et les Allemands du Midi ne sont ariens que par *le langage,* et nous allons voir bientôt une grave autorité s'élever en faveur de cette opinion ;

2° Les Slaves et les Allemands du Midi sont au contraire des ariens *moins altérés que les autres branches dites ariennes.* On peut dire : ce ne sont pas les mélanges des Slaves et des Allemands du Midi avec d'autres races brunes qui ont altéré leurs caractères crâniens, mais ce sont, au contraire, les mélanges de ces diverses branches avec les races indigènes qui leur ont imprimé ce caractère dolichocéphale que nous leur voyons et qu'elles n'avaient pas;

3° Enfin la race slave et la race allemande du Midi sont au contraire des races mélangées. — Un arianiste, Calvel, p. 190, explique la brachycéphalie des Ariens qui en sont doués par des mélanges avec la race mongolique, qui se serait trouvée sur leurs pas, dit-il, lors de la grande émigration d'Orient en Occident. Ce qui est certain, c'est que la race slave a existé, sous divers noms, bien avant le sixième siècle, quoi qu'on en ait dit ; qu'elle a toujours vécu au milieu de peuples fort différents ; que c'est dans ce milieu que Schaffarik, Slave lui-même, l'a comme *retrouvée,* car elle y était pour ainsi dire *perdue* depuis plusieurs siècles. La circonstance qu'ils auraient conservé la peau blanche et l'œil bleu ne serait même pas un obstacle absolu à toute idée de mélange avec une autre race, fût-elle brune ; car M. Pruner bey oublie encore qu'il a dit aux mémoires t. II, p. 28 :

« Il ressort en dernier lieu de cet examen, qu'il peut y « avoir dans le mélange des races non-seulement *fusion,*

« mais aussi *échange de caractères*, au moins en ce qui « concerne la chevelure. »

L'échange dans le métissage est du reste un fait acquis, irrécusable. Ceci étant, toute objection tomberait.

A laquelle de ces trois hypothèses faut-il se livrer ? C'est le secret de Dieu seul. Je reproche aux arianistes de voir *trop clair* dans les ténèbres du passé; ce n'est pas pour tomber dans la même faute, convaincu que je suis d'ailleurs que toute affirmation risquée est plus nuisible à la science qu'un modeste *nescio.*

Les deux premières hypothèses paraissent cependant réunir plus de probabilités. Elles expliquent parfaitement d'ailleurs les énormes différences crâniennes que nous remarquons entre les Slaves et les Allemands du Midi, d'une part, et les branches dites ariennes, d'autre part; elles les mettent en accord parfait avec ce que nous voyons se passer dans les races pures.

Ceci n'aura probablement jamais l'assentiment de la philologie; mais, on le répète, la philologie n'a rien à faire ici, où il ne s'agit nullement de savoir quelle langue parlaient les Ariens, mais bien quels étaient leur chair et leurs os.

J'ai invoqué à l'appui du principe *autre crâne, autre race* l'opinion de Retzius, je puis invoquer encore celle d'un homme dont personne ne discute l'immense valeur, M. Thurnam.

Et en effet, au Bulletin 1864, M. Thurnam considère le peuple brachycéphale, qui a construit en Grande-Bretagne les Round-Barrow, comme le peuple celtique lui-même; or, il se demande : « Comment ce peuple brachycéphale, « *qui par là même n'était pas indo-européen*, a pu introduire dans la Grande-Bretagne une langue indo-européenne ? »

Il résout ainsi la question :

« Les Celtes qui conquirent la Grande-Bretagne n'étaient « indo-européens *que par la langue*, *ils ne l'étaient pas* « *par la race.* »

Décidément l'esprit de méthode nous vient d'Outre-mer, et les anthropologistes anglais n'ont pas, comme nos papillons de la science, classé avant d'avoir une base, bâti avant d'avoir examiné la fondation.....

Un linguiste s'effraye beaucoup du principe *autre crâne*, *autre race*, au point de vue *de l'unité* de l'espèce humaine. « La science, et surtout l'anthropologie, dit-il, « s'efforce de substituer à cet état, en quelque sorte vacil- « lant, une rigueur absolue ; y parviendra-t-elle ? Dans ce « cas, on n'aurait plus *de races*, mais bien *autant d'es-* « *pèces.* »

L'objection est vraiment étonnante, et on ne se serait jamais douté qu'il pût y avoir dans tout ceci une question de polygénisme et de monogénisme. Qu'on se rassure, la naïve tradition biblique du père Adam sortira sauve de la discussion, et nulle conscience, si scrupuleuse qu'elle soit, ne sera scandalisée.

On remarquera que, dans toutes les discussions ariennes, il n'a jamais été question que *de races*, que j'ai soutenu, tellement mélangées aujourd'hui, qu'il est impossible de les ranger dans le type primitif, à supposer qu'il eût jamais été arien ; voilà tout le débat. Or, jamais des métis *de races* ne seront *des espèces*. Le savant que je réfute paraît ne s'être pas rendu un compte assez exact de l'énorme différence qui existe entre une *race* et une *espèce*. On ne peut que le renvoyer à ses propres réflexions.

Laissons donc de côté les *espèces*, qui n'ont rien à faire ici, et ne parlons que des *races*.

Qu'importe que la théorie *autre crâne, autre race* ait pour effet de multiplier les races, si elle est exacte?

L'anthropologie n'a jamais été condamnée à rester dans le cadre étroit *de trois races*. Les croisements de toutes sortes, que les relations internationales et les conquêtes ont amenés, ont fait des *sous-races, qu'on le veuille ou non*. Impossible de ranger dans une des trois races le métis d'un blanc, d'un Mongol et d'un nègre; quand il se sera perpétué par génération, il faudra nécessairement lui trouver une place ailleurs, car le sens répugnerait à une telle classification.

Les partisans du *statu quo* pourront sans doute s'alarmer de voir ainsi l'espèce humaine sortir du cadre étroit que certains naturalistes ont bien voulu lui laisser libre; mais la nature, elle, ne s'occupe pas des naturalistes; elle n'est pas faite pour être l'esclave théorique de l'homme; elle produit des hommes nouveaux par le croisement des hommes anciens; qu'en faut-il faire? Linée a répondu.

Le linguiste auquel je m'adresse voudra bien remarquer du reste, que, sauf peut-être en ce qui touche la question arienne, la linguistique, qu'il adopte comme la meilleure pierre de touche pour connaître l'origine des races, en augmente — et doit en augmenter — le nombre bien plus que la morphologie. C'est un point qu'il serait facile d'établir au besoin.

En résumé, *autre crâne, autre race* est un principe *certain;* ce n'est que *dans les races mélangées* que le crâne multiforme se rencontre. Ce n'est pas là une exception au principe; c'est au contraire sa confirmation pleine et entière. La seule exception qu'il y faille apporter est celle résultant des *déviations individuelles*, et ici tout le monde est d'accord.

Je n'ai cependant pas la prétention de convaincre; nous

ne sommes pas ici sur le terrain des mathématiques, et il est certain qu'ici, comme toujours dans ces matières, chacun restera dans son opinion, *sans même songer le moins du monde à rien vérifier.*

C'est sous l'égide protectrice de cette heureuse insouciance et de l'adage chéri : « *Passez-moi la manne, je vous* « *passerai le séné*, » que vivote en France ce pauvre fantôme que l'on appelle l'*anthropologie*, pauvre tapis de Pénélope autour duquel de chétives personnalités s'agitent pour piquer sans examen, sans logique, sans méthode et souvent sans jugement, leur point..... qu'elles viennent défaire le lendemain pour le remplacer par quelque conception plus creuse encore !....

Mais ne brisons pas trop cruellement tous ces pauvres coq-à-l'âne de la science ; ils sont le délassement et l'admiration des oisifs et toute l'espérance de ceux qui les ont imaginés.......

18 juillet 1866.

PARIS. — E. DE SOYE, IMPRIMEUR, PLACE DU PANTHÉON, 2.

www.ingramcontent.com/pod-product-compliance
Ingram Content Group UK Ltd.
Pitfield, Milton Keynes, MK11 3LW, UK
UKHW021026200726
13857UKWH00004B/1622